목차

짬뽕	……	2	족발	…… 14
햄버거	……	3	구절판	…… 15
만두	……	4	꽈배기	…… 16
된장찌개	……	5	과일빙수	…… 17
김치전	……	6	감자탕	…… 18
케이크	……	7	닭꼬치	…… 19
초밥	……	8	김치볶음밥	…… 20
카레	……	9	골뱅이무침	…… 21
삼겹살 구이	……	10	해물탕	…… 22
가락국수	……	11	롤케이크	…… 23
샌드위치	……	12	두부찌개	…… 24
부대찌개	……	13		

얼큰한 짬뽕

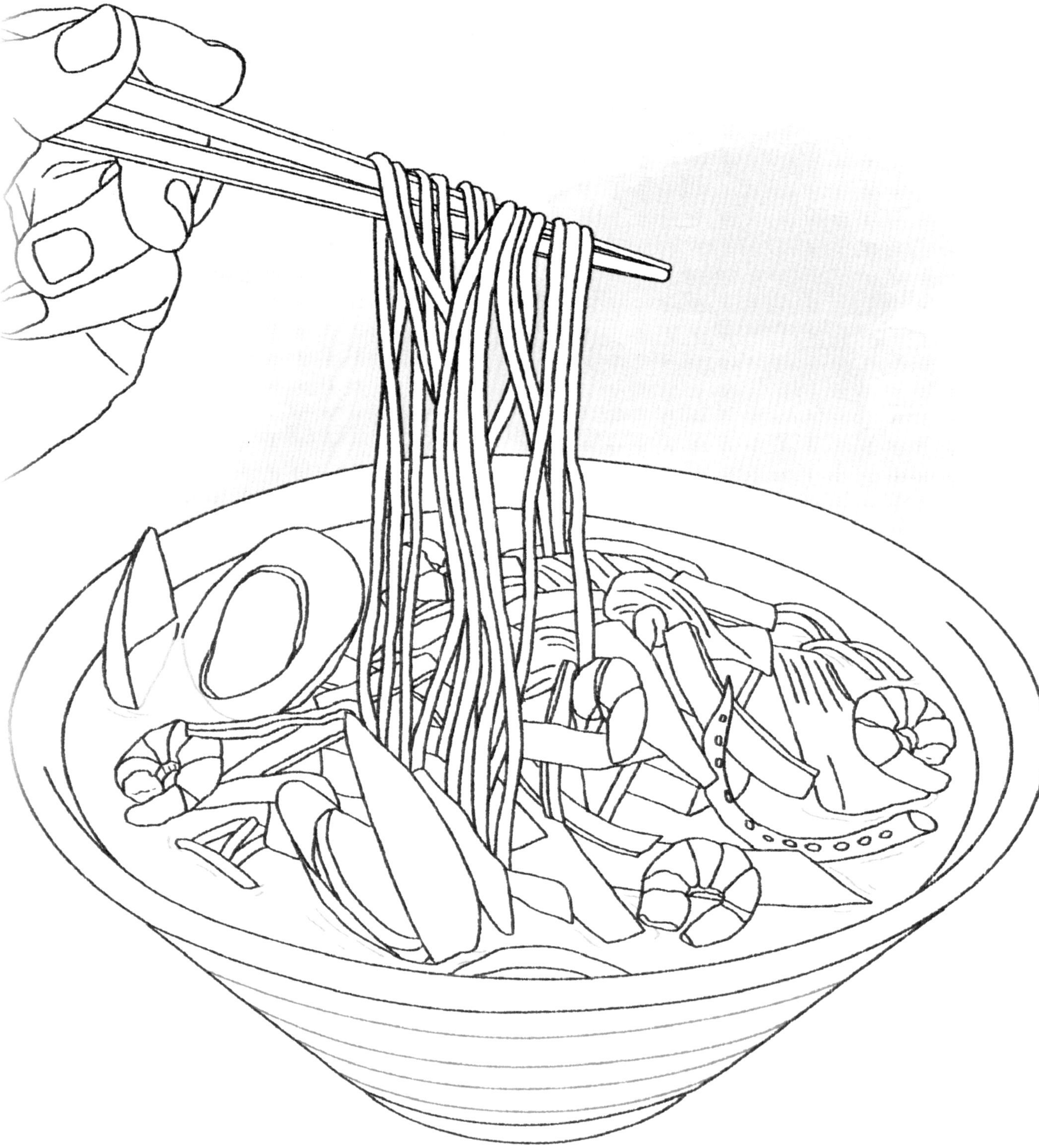

중국집 요리 중에서 어떤 요리를 가장 좋아하나요?

맛있는 햄버거

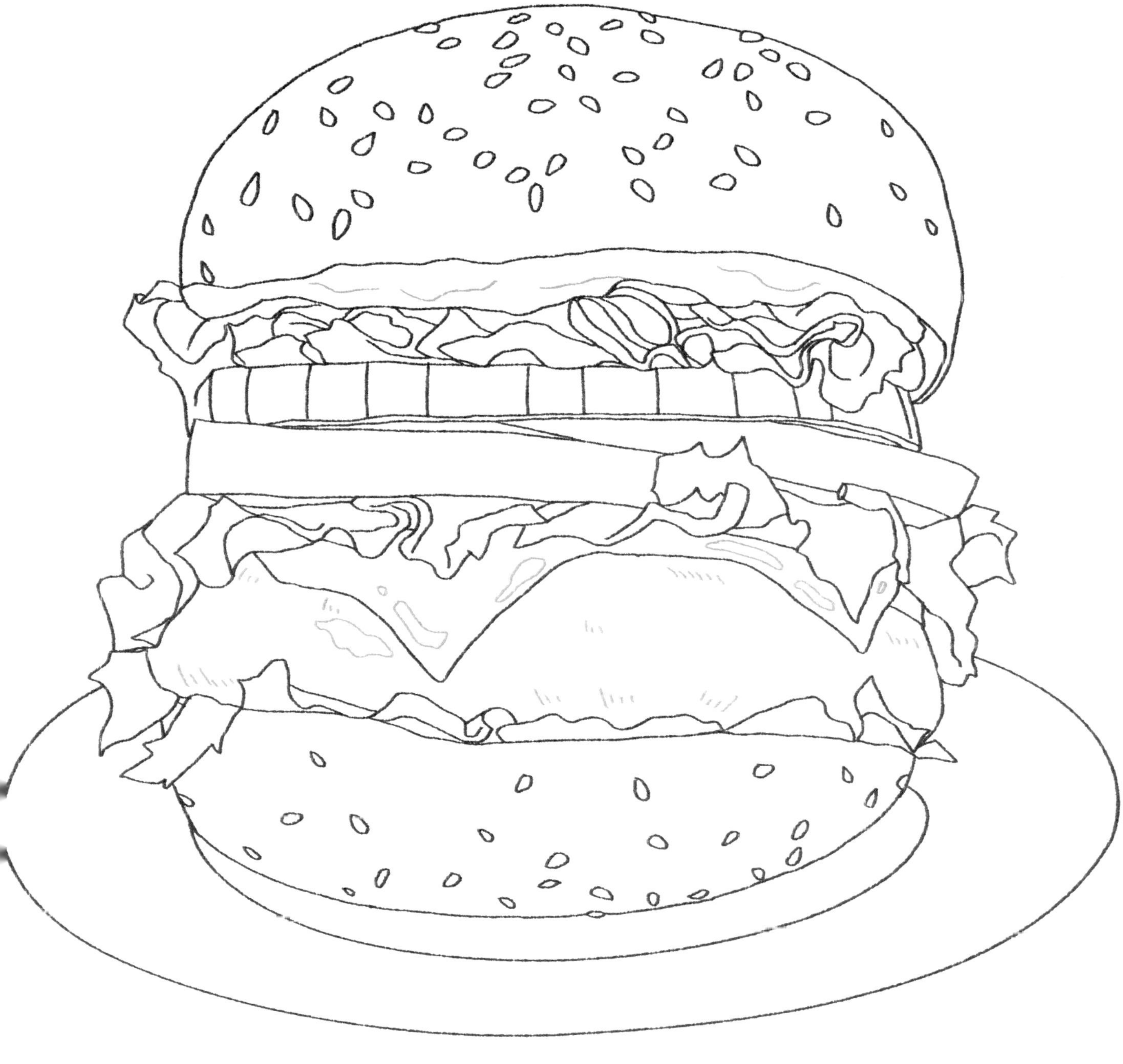

최근에 햄버거를 드신 적이 있나요?

복을 기원하는 음식, 만두

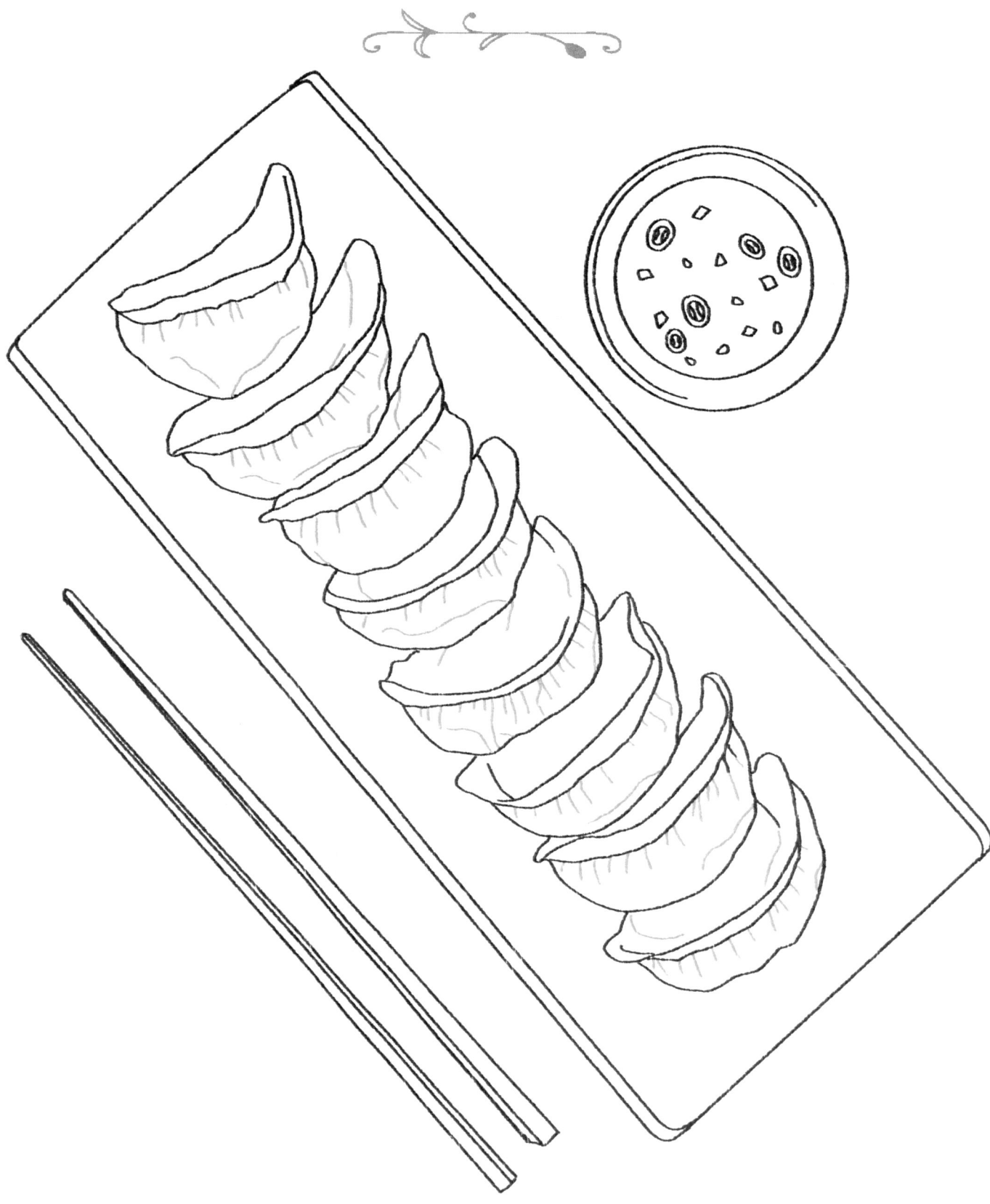

고기만두와 김치만두 중에 어떤 것을 더 좋아하시나요?

구수한 된장찌개

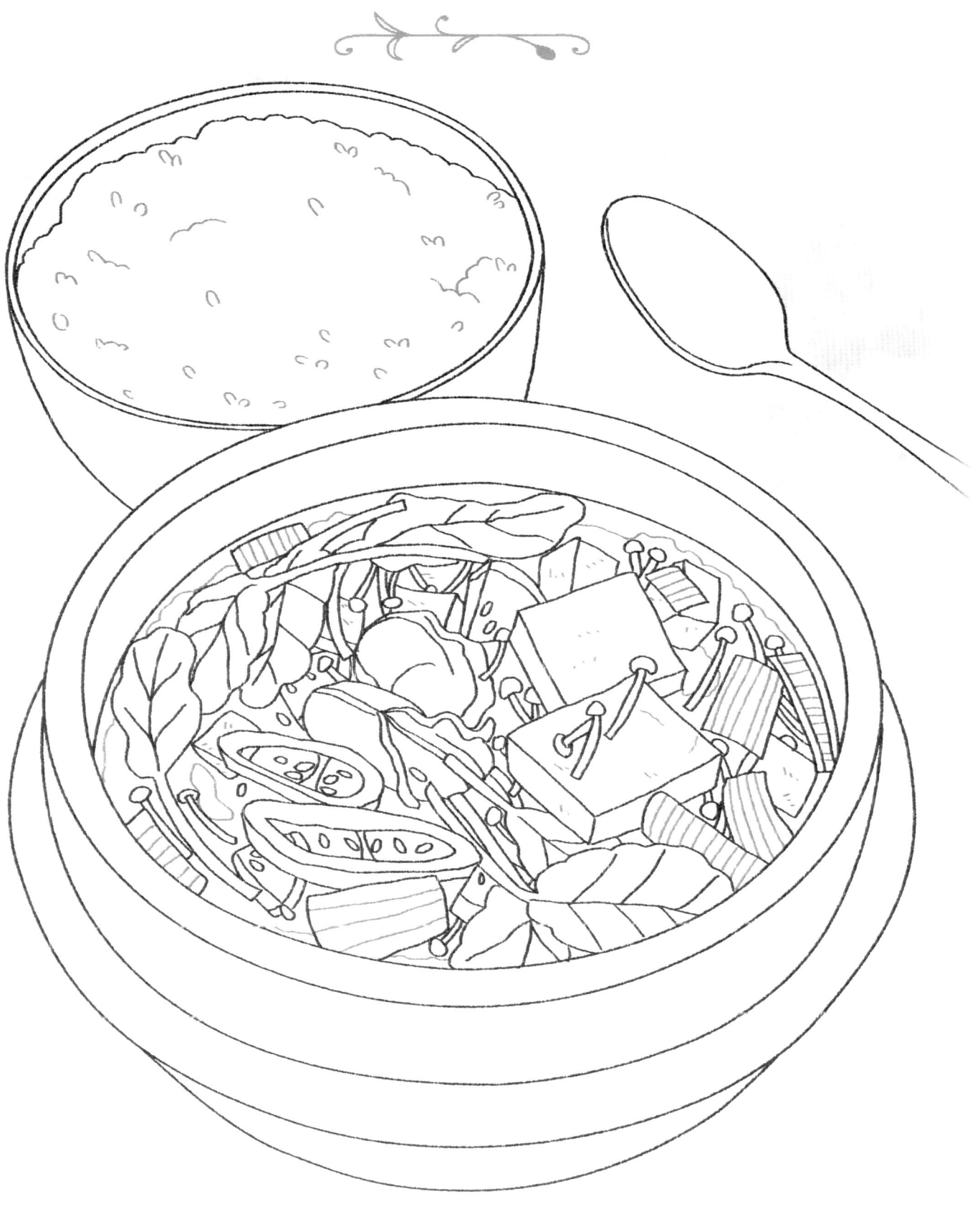

된장찌개에는 어떤 재료가 들어가나요?

비 오는 날 생각나는 김치전

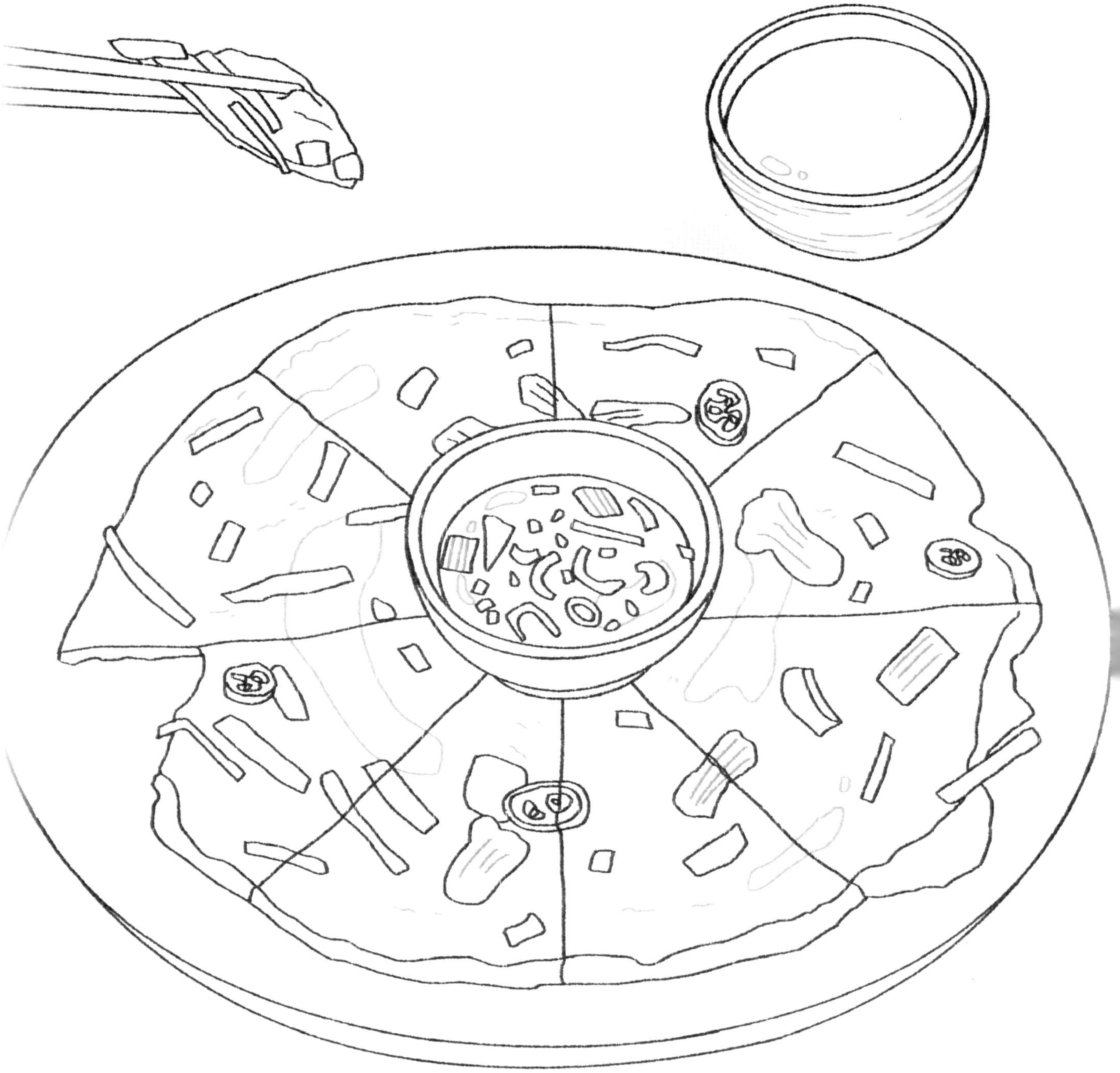

김치를 이용해서 만든 요리 세 가지를 말씀해 보세요.

생일에 먹는 케이크

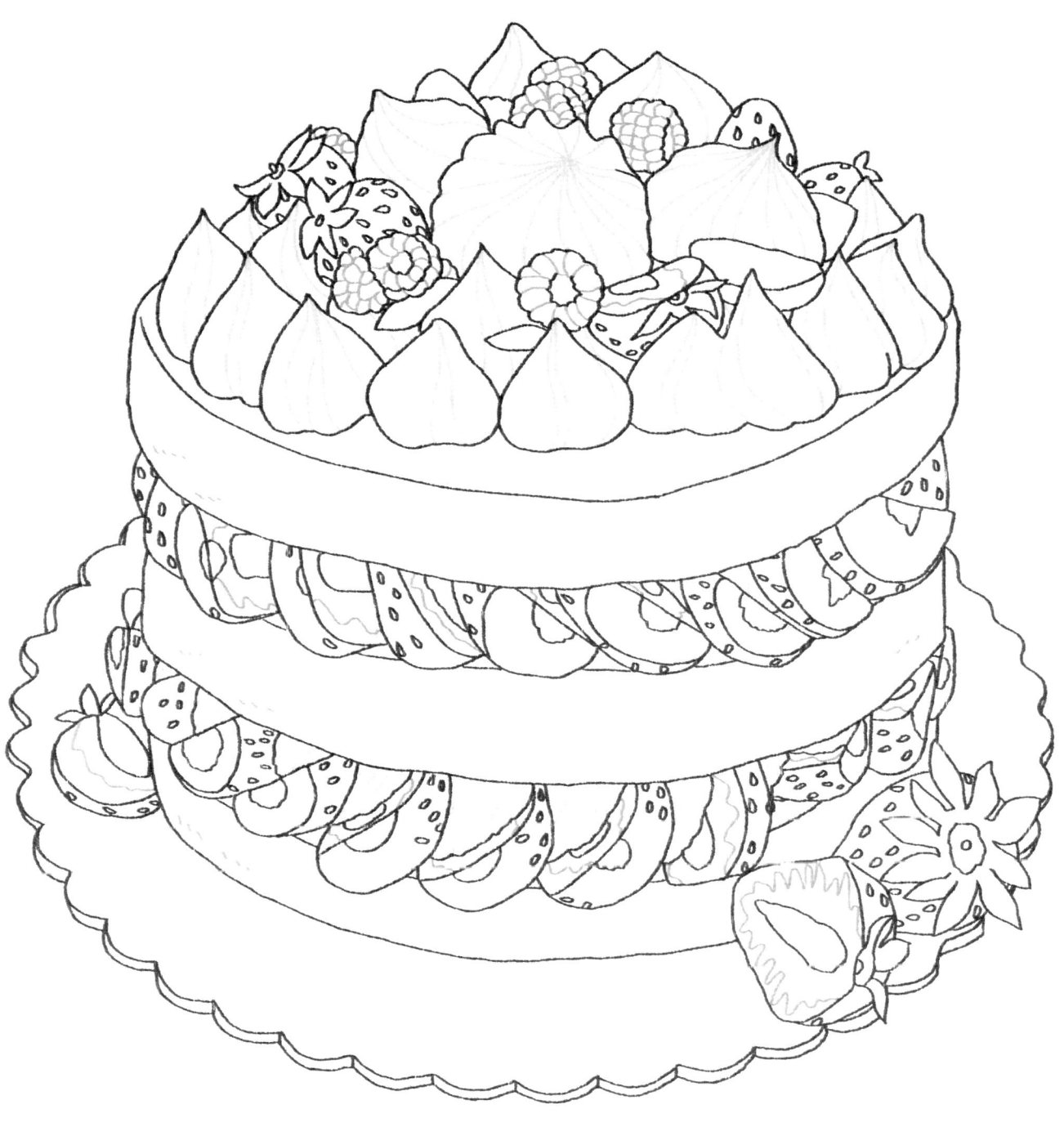

내 생일은 언제인가요?

일본식 요리, 초밥

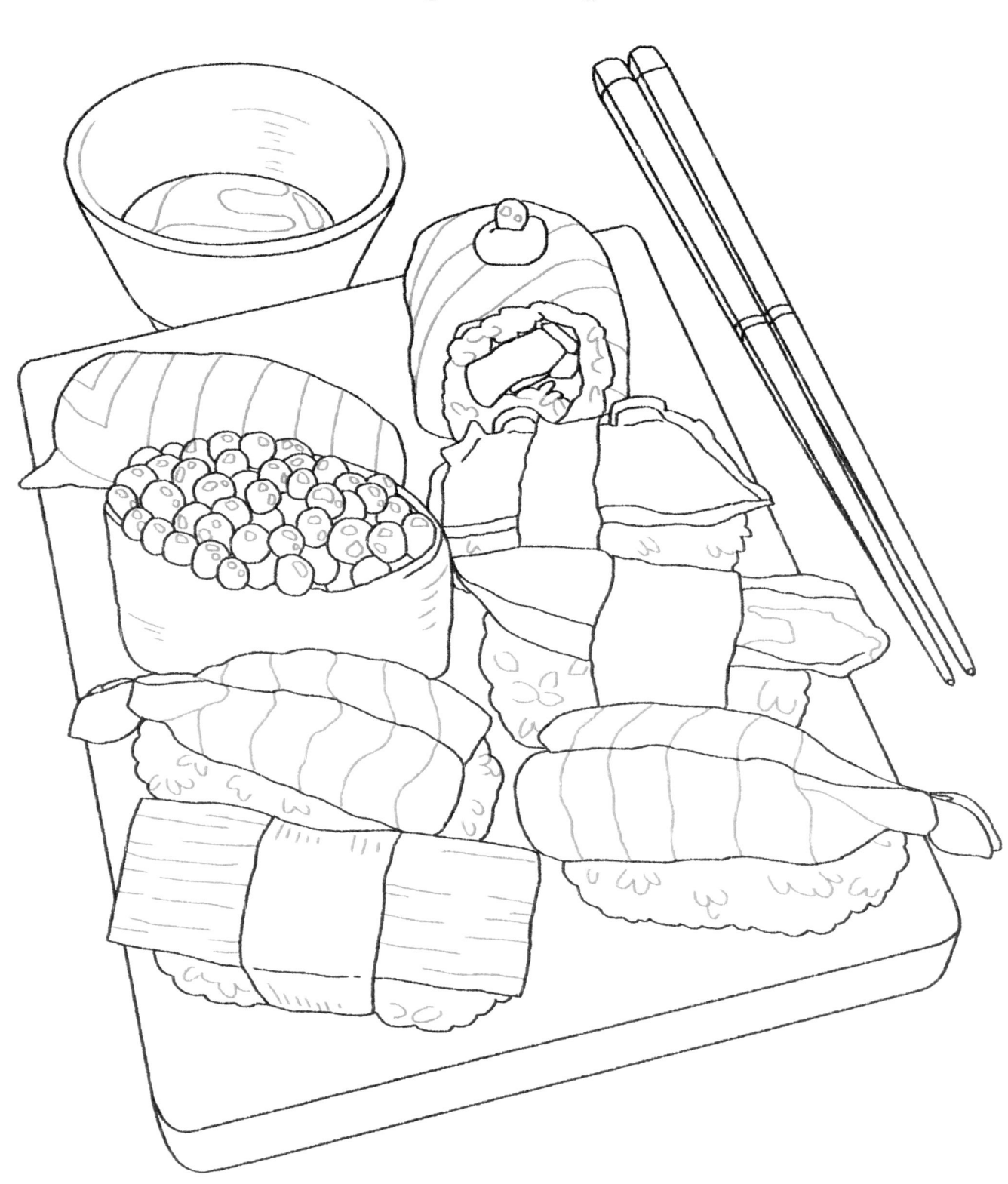

어떤 초밥을 가장 좋아하시나요?

노란빛의 카레

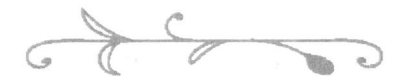

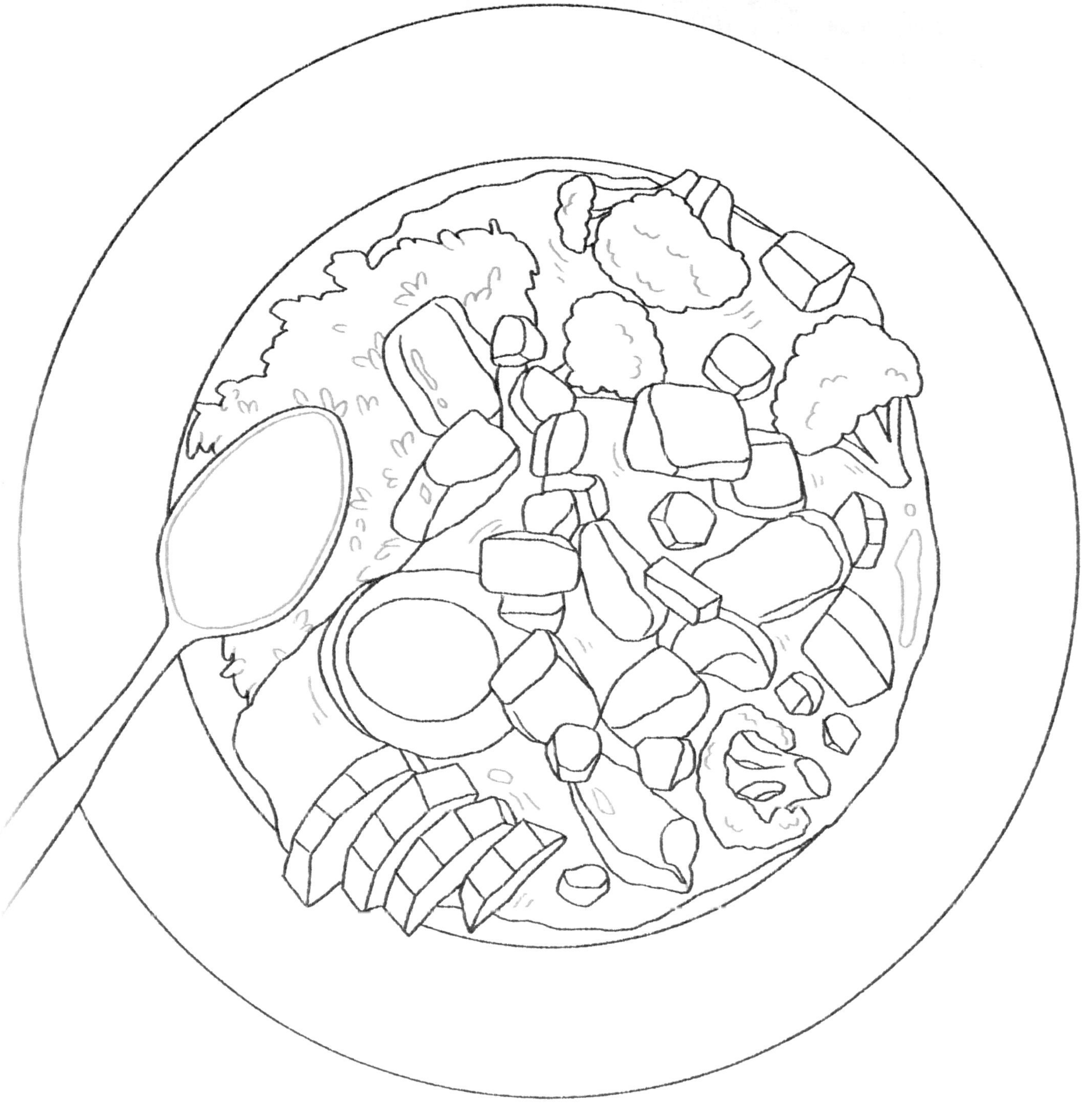

점심으로 어떤 음식을 드셨나요?

노릇노릇 삼겹살 구이

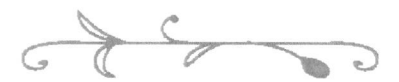

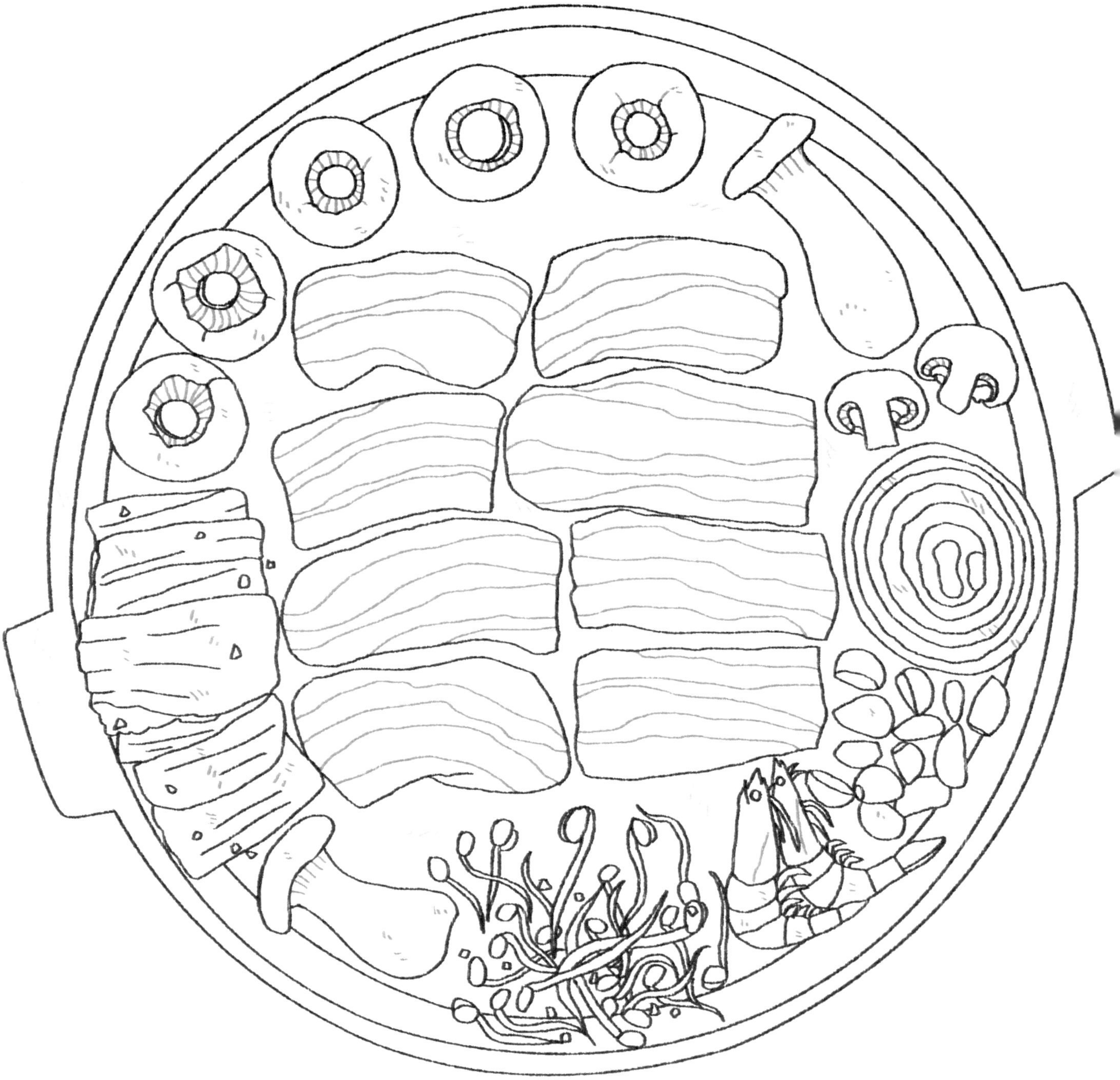

삼겹살 구이를 먹을 때 어떤 것과 함께 드시나요?

굵은 면발의 가락국수

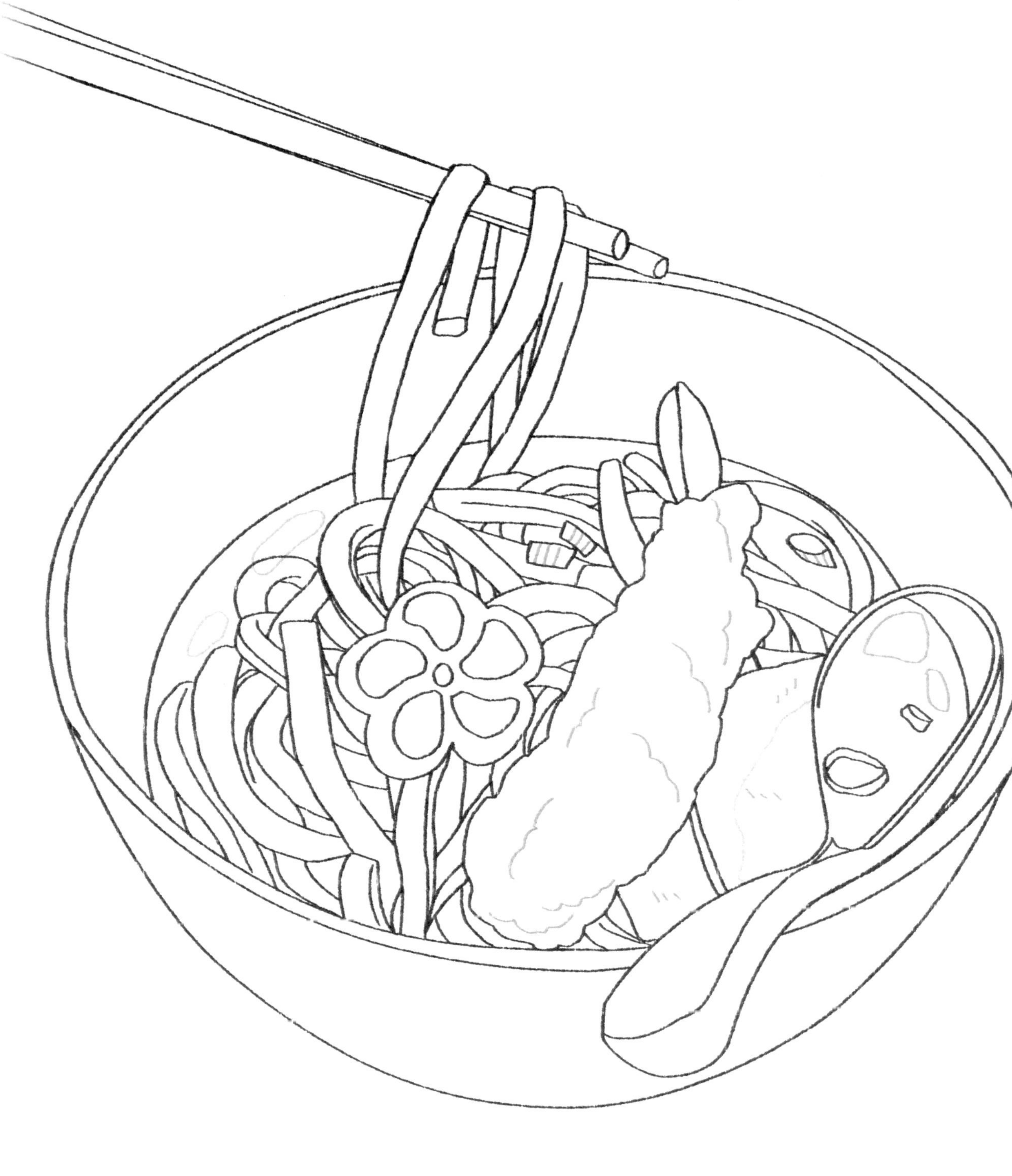

내가 가장 좋아하는 국수는 무엇인가요?

간단한 식사, 샌드위치

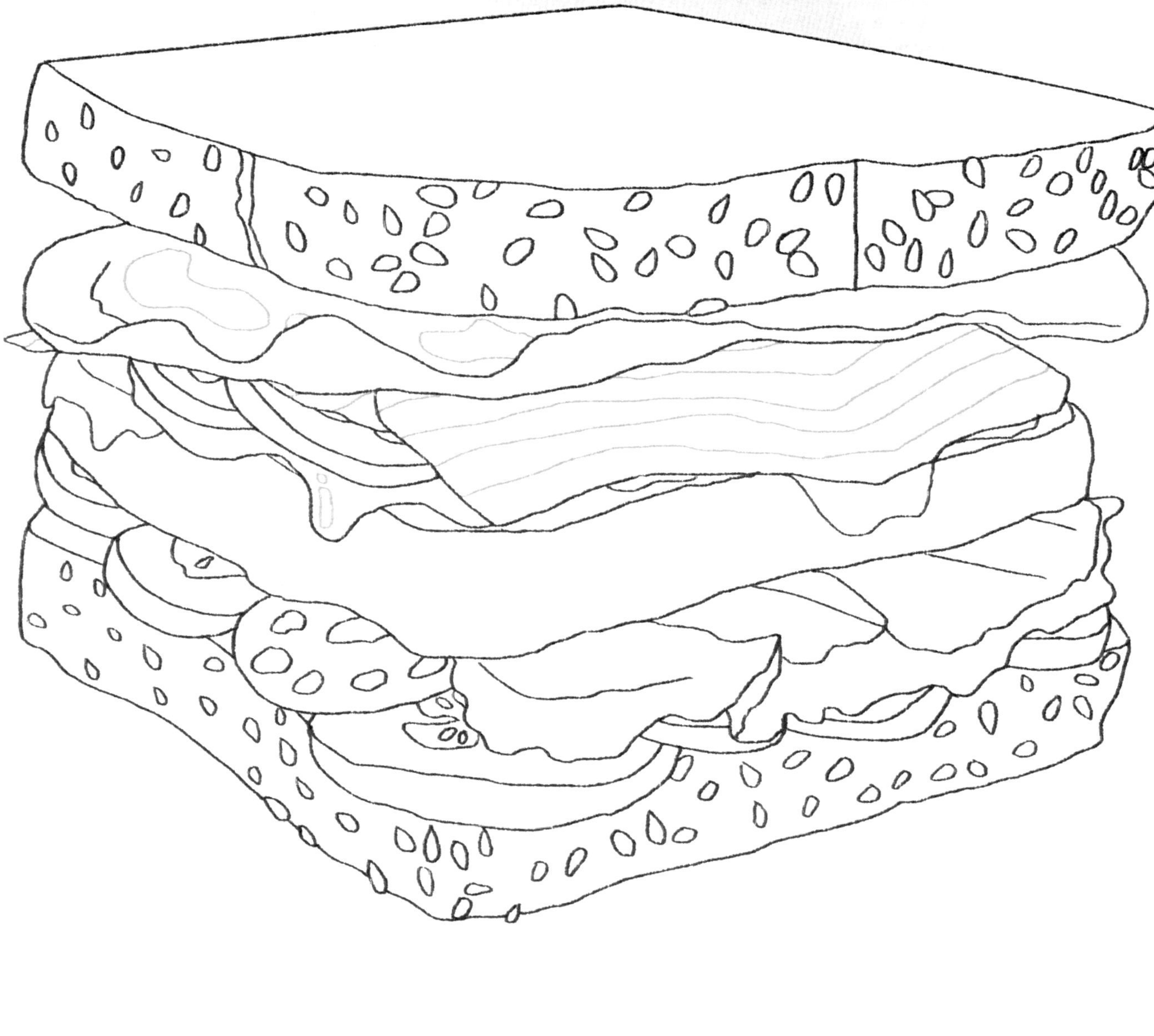

빵을 좋아하시나요?

보글보글 부대찌개

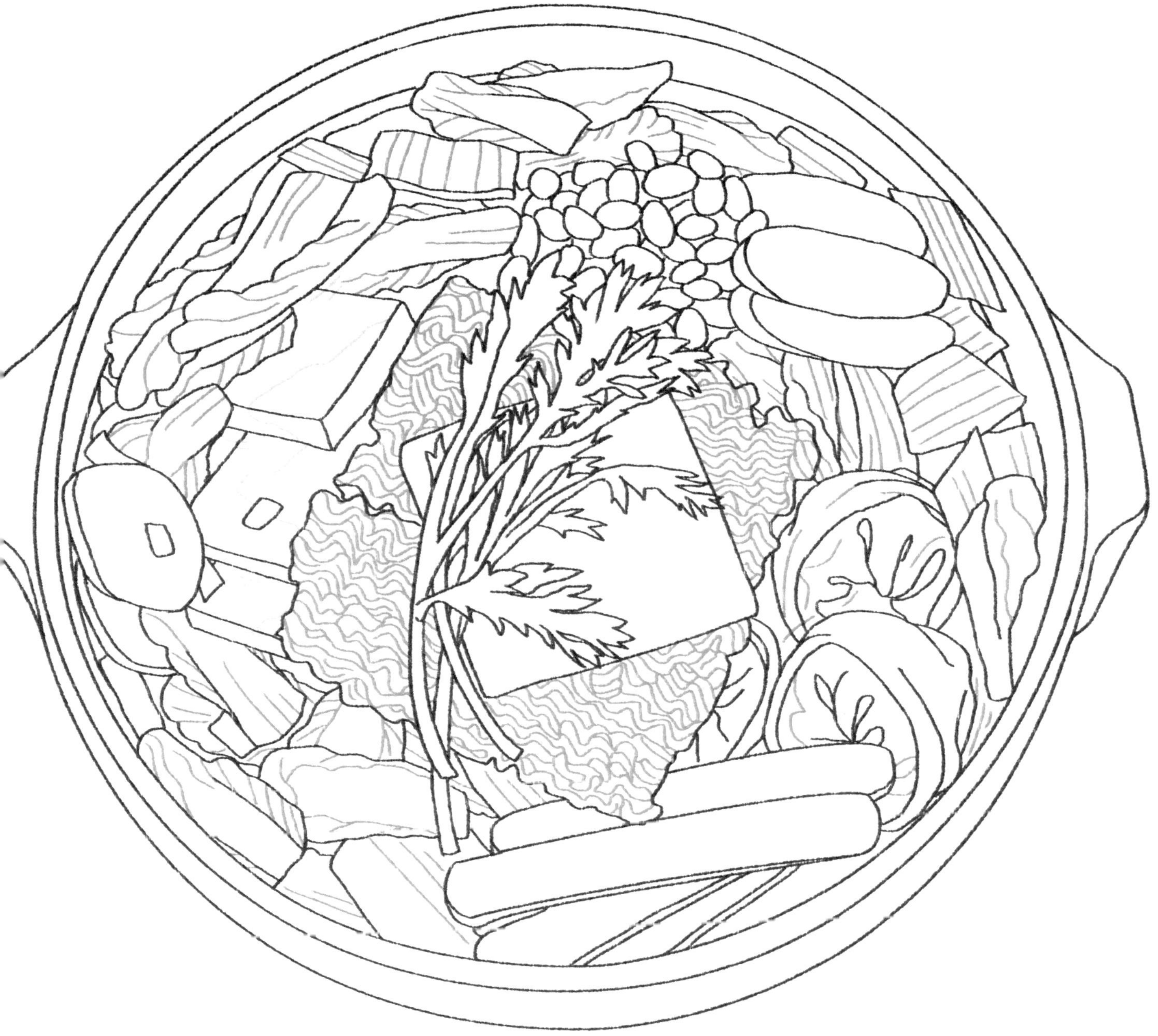

부대찌개와 관련된 추억이 있나요?

쫄깃쫄깃 맛있는 족발

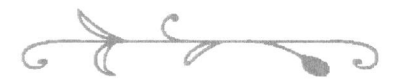

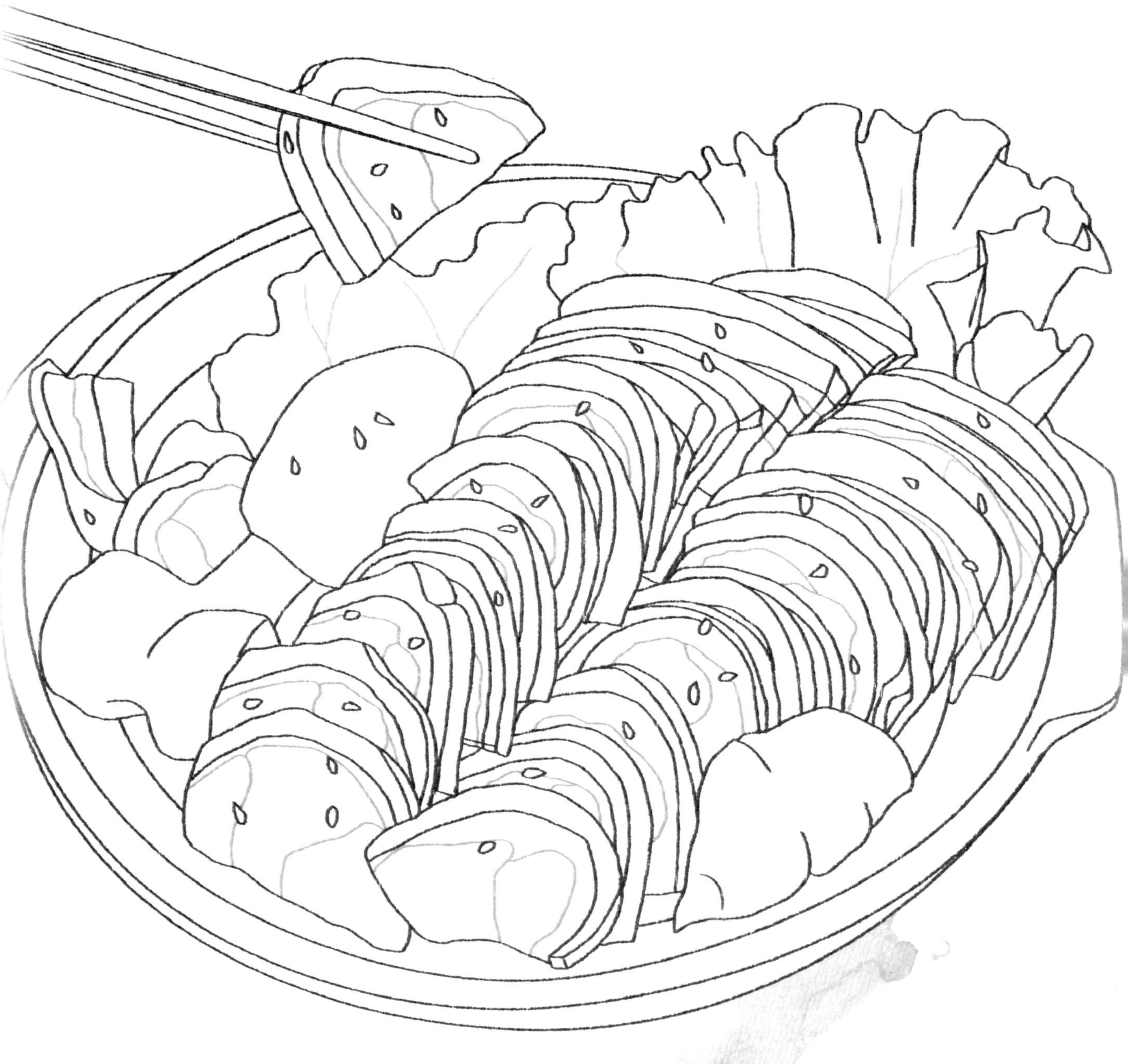

족발은 무엇을 조린 음식인가요?

화려한 구절판

내가 가장 좋아하는 밑반찬은 무엇인가요?

달짝지근한 꽈배기

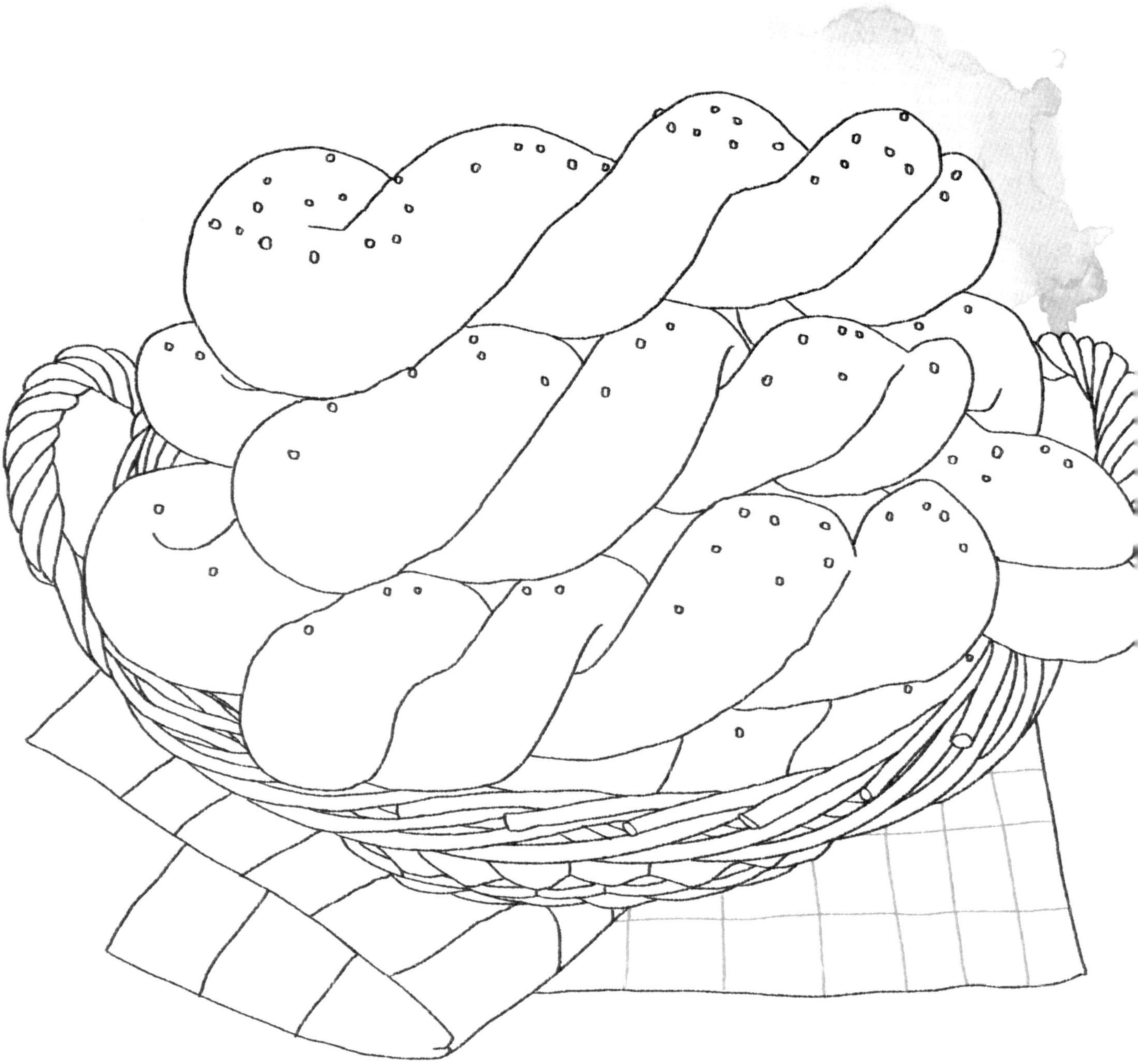

길거리에서 꽈배기 냄새를 맡으면, 어떤 기분이 드나요?

시원한 과일빙수

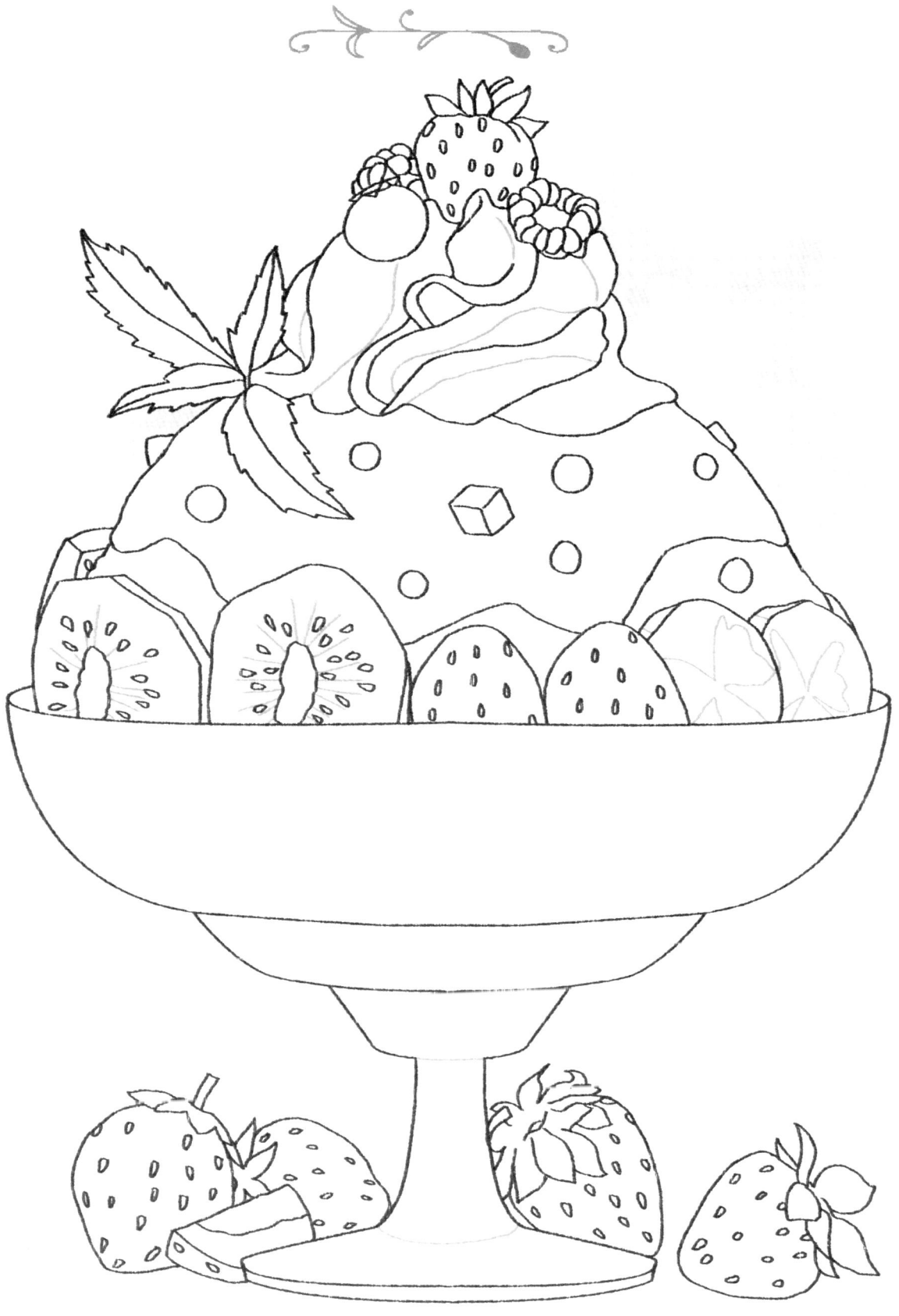

내가 가장 좋아하는 여름 간식은 무엇인가요?

얼큰한 감자탕

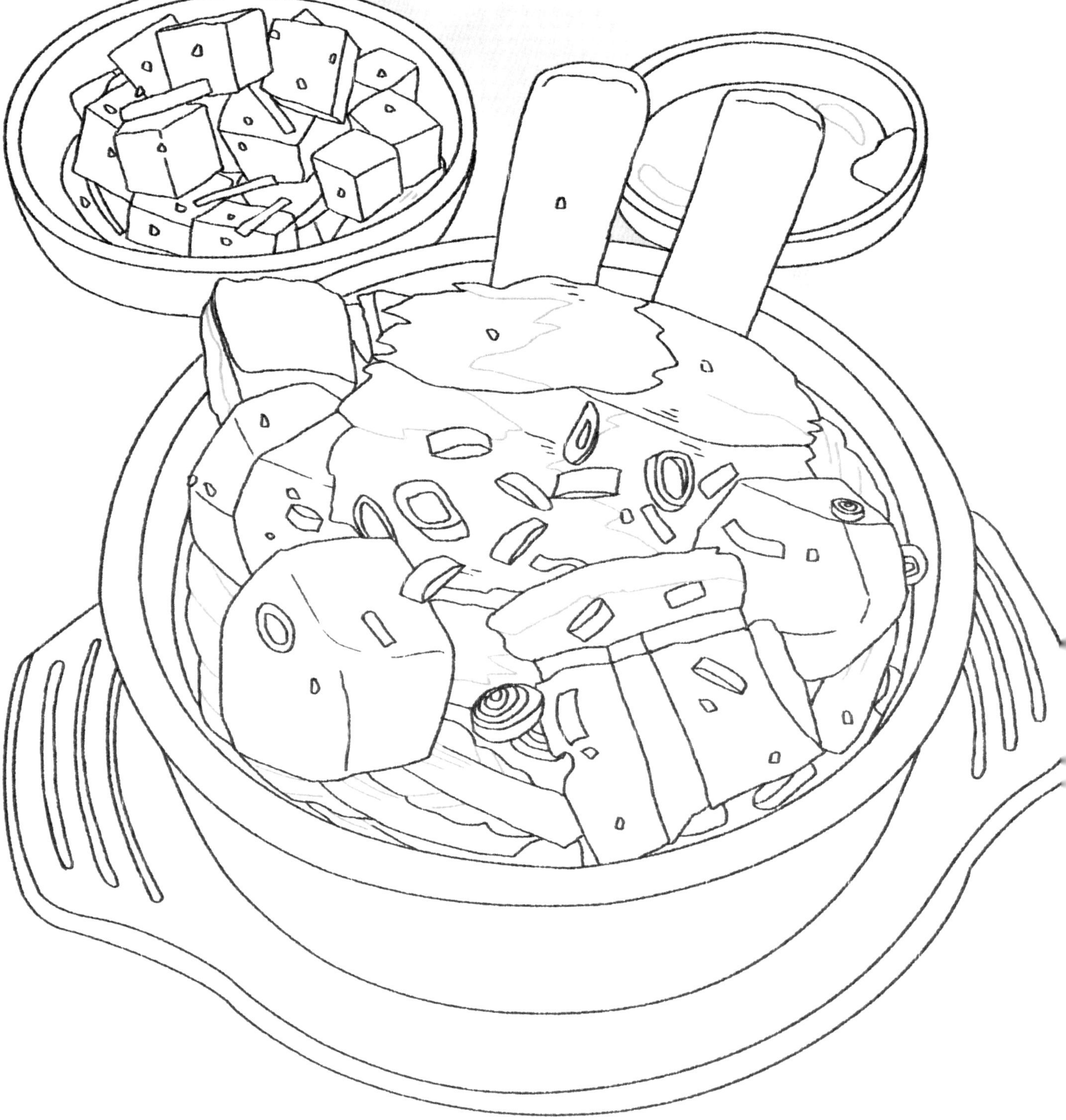

오늘 저녁은 무엇을 드실 예정인가요?

따끈따끈한 닭꼬치

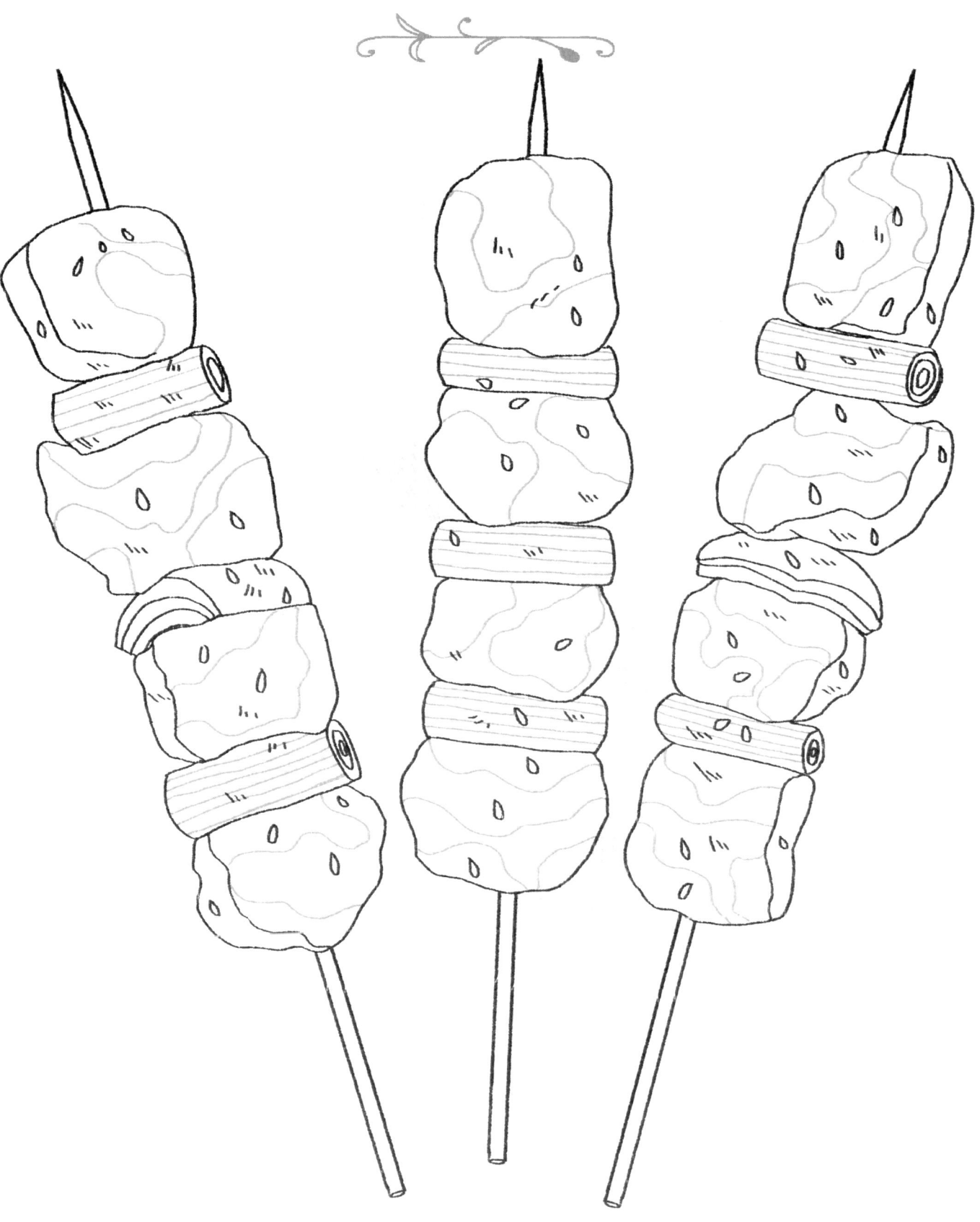

닭꼬치를 사 먹어본 적이 있으신가요?

고소하고 매콤한 김치볶음밥

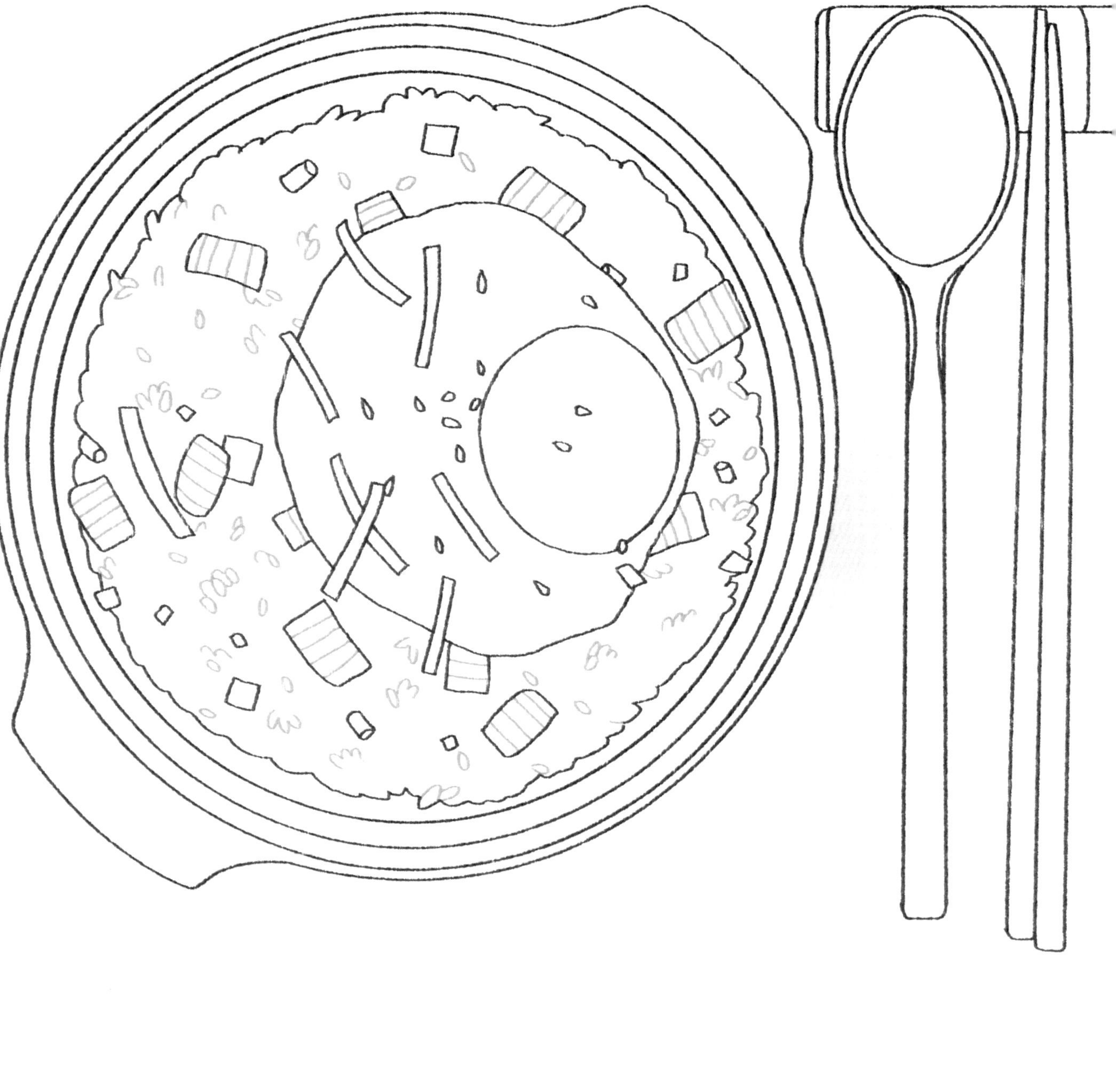

어제 어떤 음식들을 드셨나요?

새콤달콤 골뱅이무침

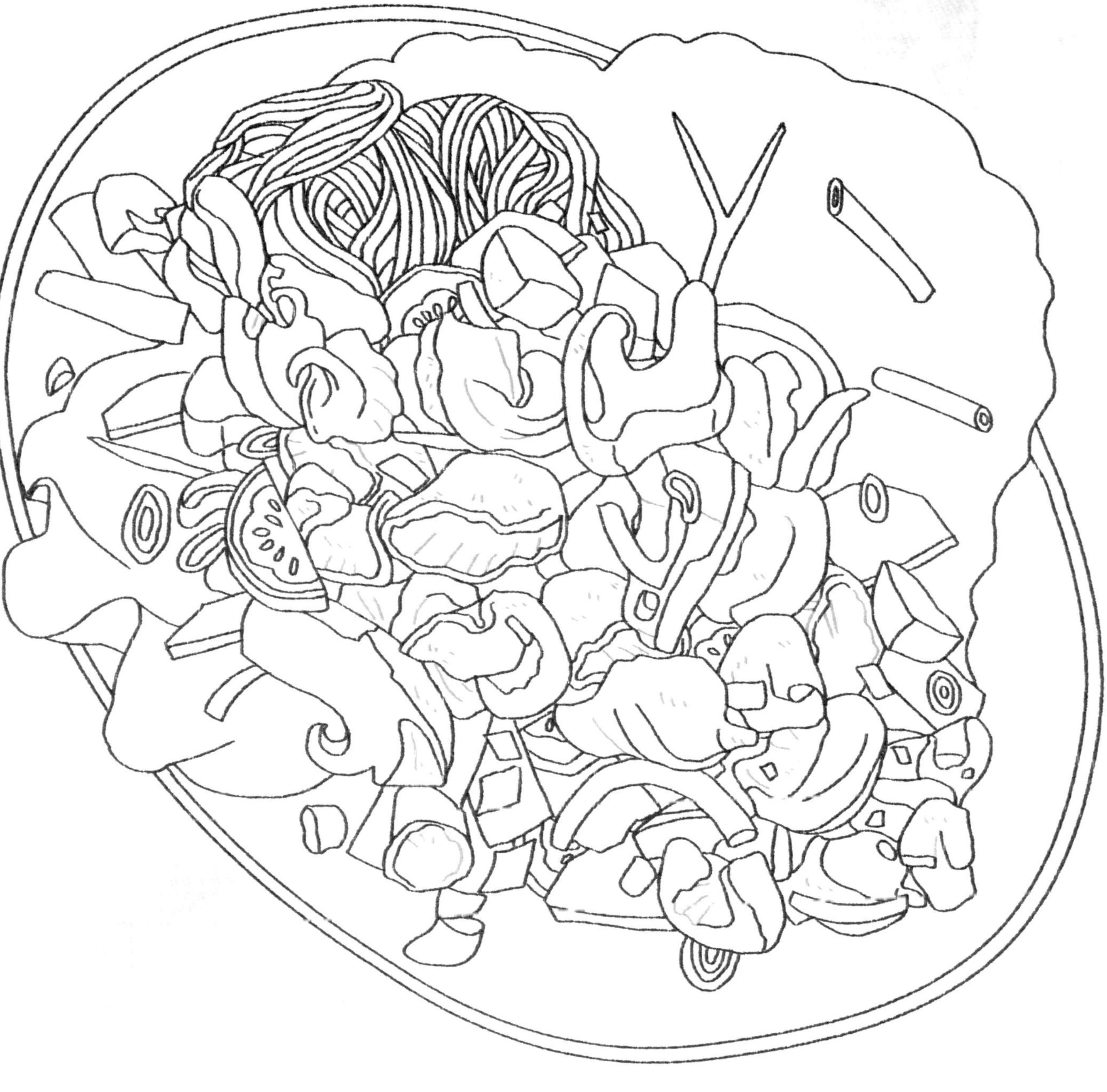

새콤달콤한 것을 좋아하시나요?

시원한 해물탕

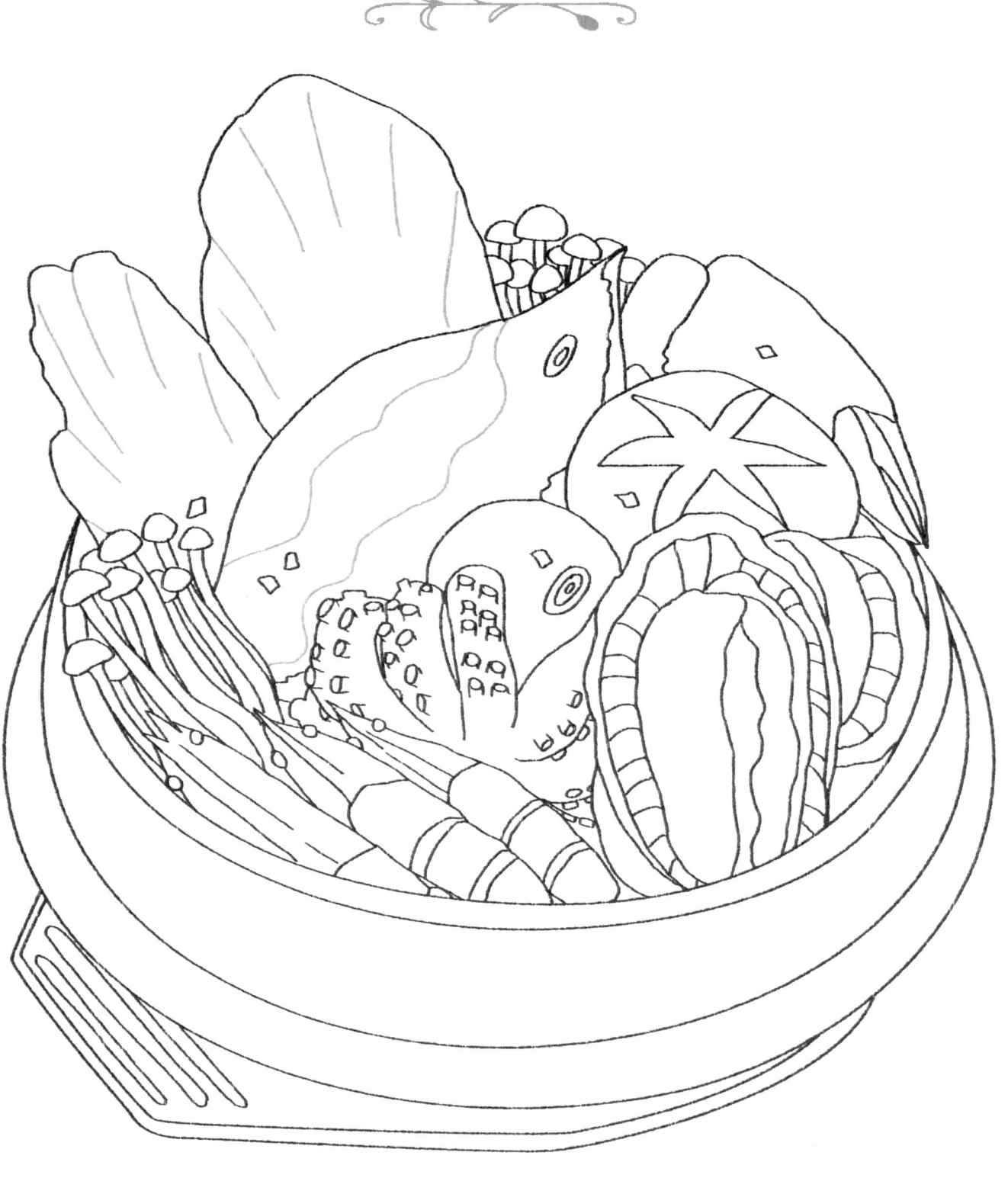

해물탕에 어떤 재료를 넣으면 국물이 시원해지나요?